PUBLICATIONS DU *PROGRÈS MÉDICAL*

PETIT DICTIONNAIRE

DES

INFIRMIÈRES

PARIS

AUX BUREAUX DU *PROGRÈS MÉDICAL*

6, RUE DES ÉCOLES, 6

1878

PETIT DICTIONNAIRE

DES

INFIRMIÈRES

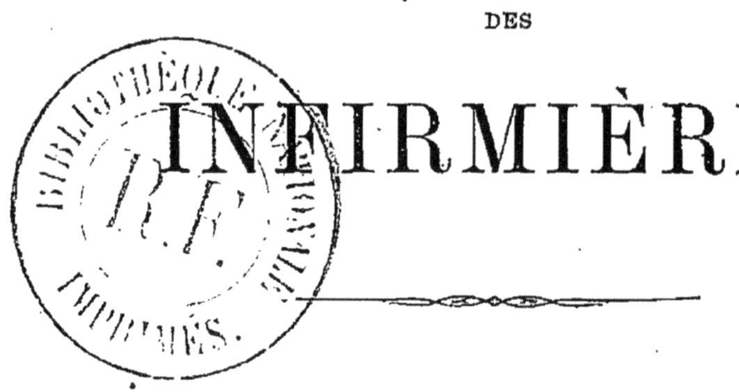

ABDOMEN (substantif masculin). Moitié inférieure du corps depuis la poitrine jusqu'au pli de l'aine.

ABCÈS (subst. masc.). Une collection de pus.

AISSELLE (s. f.). Le creux situé entre le bras et le tronc.

ALBUMINURIE (s. f.). La présence de l'albumine dans les urines.

AMMONIACAL (adjectif). Dont l'odeur est celle de l'alcali volatil ou ammoniac.

AMMONIAQUE (s. f.), ou alcali volatil.

AMPUTER (verbe). Couper un membre, ou une partie du corps, par exemple le sein.

ANATOMIE (s. f.). Connaissance des diverses parties du corps obtenue à l'aide de la dissection.

ANÉMIE (s. f). Etat dans lequel il y a une diminution du sang.

ANESTHÉSIE (s. f.). Insensibilité à la douleur.

ANÉVRYSME (s. m.). Une tumeur contenant du sang et située sur le trajet d'un vaisseau.

ANGINE (s. f.). Maladie de la gorge.

ANKYLOSE (s. f.). Etat d'immobilité permanente d'une jointure causée par une soudure des os.

ANODINS (s. m.). Médicaments employés pour soulager la douleur.

ANOREXIE (s. f.). Perte de l'appétit.

ANTISEPTIQUES (s. m.). Substances qui empêchent la putréfaction.

ANUS (s. m.). Extrémité terminale inférieure du canal intestinal.

AORTE (s. f.). La grosse artère qui part du côté gauche du cœur pour fournir du sang rouge à tout le corps.

APHONIE (s. f.). Perte de la voix.

APOPLEXIE (s. f.). Perte de connaissance survenant ordinairement tout à coup et due à une maladie du cerveau.

ARTÈRE (s. f.). Tube qui transporte du sang rouge.

ASCARIDE (s. m.). Ver chez l'enfant.

ASCARIDE LOMBRICOÏDE. Ver habitant l'intestin.

ASCARIDE VERMICULAIRE. Ver situé dans les plis de l'anus.

ASCITE (s. f.). Hydropisie du ventre.

ASPHYXIE (s. f.). Suffocation.

ASTHME (s. m.). Affection caractérisée par une gêne de la respiration revenant par accès.

ATROPHIE (s. f.). Amaigrissement d'une partie du corps causant la perte de ses fonctions.

AUSCULTATION (s. f.). La recherche au moyen de l'application de l'oreille, des signes qui permettront de reconnaître une maladie de l'appareil de la respiration (*Poumons*) ou de la circulation (*Cœur*, *vaisseaux*).

BATTERIE (s. f.). Se dit d'un appareil destiné à produire un courant électrique.

BILE (s. f.). Liquide jaune verdâtre formé dans le foie et destiné à la digestion.

BISTOURI (s. m.). Instrument tranchant, de forme variable, employé en chirurgie.

BOUGIE (s. f.). Une sonde pleine, sans canal à l'intérieur, destinée à dilater des conduits rétrécis.

BRONCHITE (s. f.). Inflammation des tuyaux bronchiques des poumons.

CÆCUM (s. m.). Le commencement, renflé, du gros intestin.

CALCUL (s. m.). Petite pierre ; se trouve le plus souvent dans la vessie.

CANTHARIDE (s. f.). Mouche vésicante qui sert à faire les vésicatoires.

CANULE (s. f.). Tube creux servant de gaîne à une pointe.

CAPILLAIRE (adj.). Qui a la grosseur d'un cheveu.

CAPILLAIRES (s. m.). Vaisseaux sanguins situés entre les artères et les veines.

CARDIAQUE (adj.). Qui appartient au cœur.

CARIE (s. f.). Destruction progressive d'un organe dur (os, dents.)

CARPE (s. m.). Les os de la main qui rejoignent celle-ci à l'avant-bras.

CATALEPSIE (s. f.). Maladie dans laquelle, pendant l'attaque, les membres conservent la position dans laquelle on les place, quelle que soit cette position.

CATAMÉNIAL (adj.). Qui a rapport aux règles.

CATARACTE (s. f.). Etat nuageux ou opaque de la lentille de l'œil. (Voir le mot CRISTALLIN.)

CATARRHE (s. m.). Sécrétion muqueuse ou muqueuse et purulente d'une membrane muqueuse.

CATHÉTER (s. m.). Une sonde, destinée le plus souvent à évacuer l'urine de la vessie.

CAUSTIQUE (s. m.). Toute substance qui détruit les tissus animaux par une action chimique.

CAUTÈRE (s. m.). Instrument destiné à brûler, ou encore, petit ulcère artificiel produit par les caustiques.

CERVELET (s. m.). Organe nerveux situé en arrière et en dessous du cerveau dans la boîte du crâne.

CERVICAL (adj.). Qui appartient au cou.

CHLOROFORME (s. m.). Composé chimique, liquide, employé pour endormir ou produire l'insensibilité à la douleur. (ANESTHÉSIE.)

CHOLÉRA (s. m.). Maladie épidémique caractérisée par une grande prostration, des crampes, des vomissements, et par des selles nombreuses, dites riziformes. (Forme de grains de riz.)

CHORÉE (s. f.). Danse de Saint-Guy.

CHYLE (s. m.). Ce que devient la nourriture après avoir subi l'action des sucs digestifs avant d'être absorbée dans le sang.

CLAMP (s. m.). Instrument qui agit comme une tenaille pour saisir le point d'attache des tumeurs.

CLINIQUE (adj.). Qui a rapport au lit.
Leçons cliniques, leçons faites au lit du malade.

CLONIQUE (adj.). Les convulsions sont appelées cloniques quand elles sont courtes et se renouvellent fréquemment. (Voir TONIQUES.)

CLYSTÈRE (s. m.). Un lavement.

COAGULATION (s. f.). Procédé par lequel les éléments solides d'un liquide se réunissent ensemble et se séparent de ses éléments liquides (Exemple, le lait qui se caille).

COLIQUE (s. f.). Douleur de ventre.

COLLYRE (s. m.). Médicament pour les yeux (ordinairement liquide).

COMA (s. m.). Prostration complète avec perte de connaissance du monde extérieur.

CONDYLE (s. m.). Masse arrondie qui termine quelques os et est ordinairement articulaire.

CONGÉNITAL (adj.). Qui date de la naissance.

CONSOMPTION (s. f.). Dépérissement.

CONSTIPATION (s. f.). Difficulté d'aller aux cabinets.

CONTAGIEUX (adj.). Qui se transmet par le contact.

CONTUSION (s. f.). Une meurtrissure, un bleu, une bosse.

CONVULSION (s. f.). Mouvement involontaire et souvent saccadé des membres et du visage. (Voir CLONIQUE et TONIQUE.)

CORNÉE (s. f.). Organe saillant et transparent, semblable à un verre de montre, situé au milieu du blanc de l'œil.

CRÉPITATION (s. f.). Sensation de craquement perçue par les doigts, lorsqu'on frotte l'un contre l'autre les bouts d'un os cassé.

CRISE (s. f.). Un moment décisif dans l'évolution d'une maladie.

CRISTALLIN (s. m.). Partie transparente de l'œil, ayant la forme d'une lentille, et située en dedans du globe de l'œil et en arrière de la cornée et de l'iris.

Croup (s. m.). Une affection du larynx qui détermine la suffocation, par suite de la présence de fausses membranes.

Cubitus (s. m.). Os situé à la partie interne de l'avant-bras.

Cutané (adj.). Qui appartient à la surface de la peau.

Delirium tremens. Affection caractérisée par du délire, des divagations, du tremblement des mains et des doigts ; elle survient chez les alcooliques.

Deltoïde (s. m.). Muscle qui forme la saillie de l'épaule.

Diabète (s. m.). Affection caractérisée par une faim, une soif excessives, et une augmentation en quantité de l'urine qui contient du sucre.

Diachylon (s. m.). Emplâtre destiné à faire adhérer une pièce de linge à la peau : le diachylon des hôpitaux est formé d'une toile recouverte de cet enduit, il sert à faire des bandelettes, à couvrir les plaies, etc.

Diagnostic (s. m.). Détermination de la nature de la maladie.

Diaphragme (s. m.). Muscle intérieur qui sépare la poitrine dont il forme la base de la cavité de l'abdomen dont il forme la voûte.

Diarrhée (s. f.). Selles liquides ordinairement fréquentes.

DIURÈSE (s. f.). Augmentation de la quantité d'urines rendues.

DUODÉNUM (s. m.). La première partie du petit intestin qui commence à l'estomac.

DYSPNÉE (s. f.). Gêne de la respiration.

ECCHYMOSE (s. f.). Epanchement de sang sous la peau.

ECZÉMA (s. m.). Eruption vésiculeuse de la peau qui se recouvre de croûtes.

ELECTUAIRE (s. m.). Médicament en forme de pâte demi-molle.

EMÉTIQUE (s. m. et adj.). Se dit du tartre stibié et, en général, d'un agent destiné à provoquer le vomissement.

ENTORSE (s. f.). Tiraillement des ligaments d'une articulation.

EPIDÉMIQUE (adj.). Se dit d'une maladie qui frappe un certain nombre de personnes en même temps et dans la même localité.

EPIDERME (s. m.). La couche la plus superficielle de la peau.

EPIGASTRE (s. m.). Le creux de l'estomac.

EPIGLOTTE (s. f.). Le cartilage qui protége l'entrée des voies aériennes.

EPILEPSIE (s. f.). Affection caractérisée par des accès convulsifs accompagnés de perte absolue de la connaissance.

EPISTAXIS (s. f.). Saignement de nez.

Erysipèle (s. m.). Affection de la peau survenant soit chez des blessés, soit chez des fiévreux et s'accompagnant d'une rougeur de la peau, de gonflement et quelquefois de la formation de petites cloches ou ampoules.

Erythème (s. m.). Toute rougeur superficielle de la peau (exemple, la rougeole.)

Escharre (s. f.). *Chirurgicale* : C'est celle qui survient à la suite de l'application du cautère ou des caustiques.

Médicale : C'est celle qui survient spontanément chez les grands malades qui s'écorchent.

Excrétions (s. f.). L'ensemble des matériaux de rebut qui sont expulsés du corps (exemple : la *sueur*, les *matières fécales*, l'*urine*, etc.).

Expectorer (verbe). Cracher.

Fécès (s. f.). Les excréments.

Fémur (s. m.). Os de la cuisse.

Fistule (s. f.). On donne ce nom à tout conduit anormal par lequel un organe intérieur communique, soit avec un autre organe, soit avec l'air extérieur.

Flatulence (s. f.). Gaz dans l'estomac ou dans les intestins.

Fœtus (s. m.). L'enfant dans le sein de la mère.

Forceps (s. m.). Un instrument d'accouchement destiné à extraire l'enfant (en langage vulgaire, *les fers*).

FOULURE (s. f.). Le froissement d'une jointure.

FOURMILLEMENT (s. m.). Sensation semblable à celle que causeraient des insectes en se promenant sur le corps.

FURONCLE (s. m.). Un clou.

GANGLION (s. m.). Une sorte de glande.

GANGLION LYMPHATIQUE. Renflement situé sur le trajet des vaisseaux lymphatiques.

GANGLION NERVEUX. Renflement situé sur le trajet de certains nerfs.

GANGRÈNE (s. f.). Mort d'un tissu ou d'une partie du corps.

GASTRIQUE (adj.). Ce qui concerne l'estomac.

GLOTTE (s. f.). L'ouverture des *voies aériennes* ou *voies de l'air*.

GOUTTE (s. f.). Affection caractérisée par des attaques de douleurs vives survenant par accès avec gonflement des petites articulations et surtout celles du pouce et du gros orteil.

GRANULATION (s. f.). Un petit grain.

GRANULATIONS D'UNE PLAIE. Mode de guérison s'accompagnant d'une sécrétion abondante de pus louable.

HECTIQUE (adj.). Se dit de la fièvre d'épuisement.

HÉMATÉMÈSE (s. f.). Vomissement de sang venant de l'estomac.

HÉMATURIE (s. f.). Pissement de sang.

HÉMIPLÉGIE (s. f.). Paralysie d'un côté du corps.

HÉMOPTYSIE (s. f.). Crachement de sang avec toux.

HÉMORRHAGIE (s. f.). Ecoulement de sang.

HÉMORRHOÏDES (s. f.). Tumeur sanguine située à l'anus et donnant lieu à l'issue du sang avec les selles.

HÉPATIQUE (adj.). Qui a trait au foie.

HERNIE (s. f.). Déplacement d'une portion de l'intestin après un effort.

HERPÈS (s. m.). Maladie de la peau caractérisée par une éruption de vésicules : telles sont celles qui se montrent aux lèvres et qu'on appelle vulgairement *boutons de fièvre*.

HUMÉRUS (s. m.). L'os du bras.

HYDATIQUE (adj.). Se dit d'une tumeur causée par la présence de certains entozoaires. (Voir KYSTE.)

HYDROCÈLE (s. f.). Tumeur liquide des bourses.

HYDROCÉPHALIE (s. f.). L'hydropisie du cerveau.

HYDROPHOBIE (s. f.). La peur de l'eau (quelquefois la *rage*).

HYDROPISIE (s. f.). Une collection de liquide dans une partie du corps.

HYMEN (s. m.). Repli de la muqueuse, situé à l'orifice du vagin et qui disparaît avec la virginité.

HYPERTROPHIE (s. f.). Augmentation de volume.

HYPODERMIQUE (adj.). Se dit d'une injection faite *sous la* peau.

HYPOGASTRE (s. m.). Partie de l'abdomen située entre le nombril et le pubis.

HYSTÉRIE (s. f.). Maladie qui s'observe surtout chez les femmes ; elle est caractérisée par des accidents convulsifs, sans perte absolue de connaissance.

HYSTÉRO-EPILEPSIE (s. f.). Maladie convulsive semblable à l'hystérie et à l'épilepsie : c'est la forme grave de l'hystérie.

ICTÈRE (s. m.). Jaunisse.

ILÉON (s. m.). Portion du petit intestin.

ILIAQUE (Os). Os de la hanche (un des os du bassin).

INANITION (s. f.). Dépérissement par manque de nourriture.

INCUBATION (s. f.). La période pendant laquelle on couve une maladie.

INGUINAL (adj.). Qui dépend de l'aîne.

INTESTIN (s. m.). Long tube contenu dans l'abdomen et qui forme la plus grande partie du canal digestif.

Invagination (s. f.). Accident par lequel une partie de l'intestin se glisse dans une autre comme un doigt de gant qu'on repousse en lui-même par son extrémité.

Iris (s. m.). Muscle de l'œil qui règle la grandeur de la pupille, et dont la couleur est considérée comme celle de l'œil.

Irrigation (s. f.). Procédé qui consiste à entretenir humide une partie du corps, en faisant passer un courant liquide.

Jaunisse (s. f.). Coloration jaune de la surface du corps, causée par un trouble de la fonction du foie.

Kyste (s. m.). Tumeur contenant une matière liquide ou demi-solide renfermée dans une membrane qui l'isole du milieu des tissus.

Lacrymale (Glande). La glande qui sécrète les larmes.

Lacrymaux (Conduits). Conduits situés à l'angle interne de l'œil et conduisant les larmes dans le nez.

Laryngite (s. f.). Inflammation du larynx.

Laryngoscope (s. m.). Instrument destiné à regarder dans le larynx.

Larynx (s. m.). Partie supérieure des voies aériennes et organe de la voix.

Lésion (s. f.). Toute blessure du corps, soit causée par un instrument, soit due à l'effet de la maladie.

Léthargie (s. f.). Etat de mort apparente.

Ligament (s. m.). Tissu qui maintient en place un organe.

Ligature (s. f.). Moyen d'attacher un conduit, généralement une artère.

Lingual (adj.). Qui appartient à la langue.

Liniment (s. m.). Médicament externe que l'on emploie en frictions.

Lithotritie (s. f.). Opération de la pierre par le broiement (opposée à la taille par laquelle on coupe la vessie pour en retirer la pierre).

Lombric (s. m.). Ver de terre. — Se dit aussi de l'Ascaride Lombricoïde.

Luette (s. f.). Petit corps pendu au voile du palais.

Lumbago (s. m.). Douleur dans les reins.

Luxation (s. f.). Un déplacement d'une extrémité osseuse, sans que les surfaces articulaires soient brisées, et avec rupture des moyens d'union.

Malléoles (s. f.). Les saillies de la cheville du pied.

Mandrin (s. m.). Une tige métallique qui sert de guide pour les sondes.

Méat (s. m.). Embouchure d'un conduit: exemple, l'entrée de l'urèthre.

Méléna (s. m.). Sang noir dans les selles.

Méningite (s. f.). Inflammation des membranes du cerveau.

Ménorrhagie (s. f.). Menstruation excessive.

Menstrues (s. f.). Les règles.

Métacarpe (s. m.). Gril osseux de la paume de la main.

Miction (s. f.). L'acte d'uriner.

Mitrale (adj.). Valvules du cœur (une des).

Nævus (s. m.). Tumeur sanguine congénitale; *tumeurs érectiles :* vulgairement *taches de vin.*

Narcotique (adj.). Qui fait dormir.

Nasal (adj.). Qui appartient au nez.

Nécrose (s. f.). Mort d'une partie osseuse.

Névralgie (s. f.). Douleur sur le trajet d'un nerf.

Normal (adj.). Naturel : conforme à la santé.

Obésité (s. f.). Corpulence.

Obstétrique (s. f.). Science des accouchements.

Occiput (s. m.). Partie postérieure de la tête.

Œdème (s. m.). Gonflement liquide (ordinairement des membres).

Œsophage (s. m.). Canal qui va de la bouche à l'estomac.

OLFACTIF (adj.). Qui se rapporte à l'odorat.

OMBILIC (s. m.). Nombril.

OPHTHALMIQUE (adj). Qui concerne l'œil.

OPHTHALMOSCOPE (s. m.). Instrument pour examiner le fond de l'œil.

OPTIQUE (adj.). Qui concerne la vue.

ORTHOPÉDIE (s. f.). L'art de redresser les déformations.

ORTHOPNÉE (s. f.). Dyspnée extrême dans laquelle le malade ne peut respirer qu'en étant debout.

OTORRHÉE (s. f.). Ecoulement d'oreille.

OTOSCOPE (s. m.). Instrument pour examiner l'oreille.

OVAIRE (s. m.). Organe dans lequel se produit l'œuf.

OVARIOTOMIE (s. f.). Opération pour enlever l'ovaire.

PANCRÉAS (s. m.). Glande digestive située près du duodénum, au-dessous de l'estomac.

PARACENTÈSE (s. f.). Ponction.

PARALYSIE (s. f.). Perte du mouvement ou de la sensibilité, souvent des deux.

PARAPLÉGIE (s. f.). Paralysie de la moitié inférieure du corps.

Parasite (s. m.). Plante ou animal qui vit aux dépens du corps d'un autre.

Pariétal (s. m. et adj.). Os qui forme les côtés du crâne.

Parotide (s. f.). Glande salivaire située sous l'oreille, en arrière de la mâchoire inférieure.

Paroxysmes (s. m.). Exagération d'un accès.

Pathologie (s. f.). Etude des maladies : *Pathologie interne*, la médecine ; *Pathologie externe*, la chirurgie.

Pectoral (adj.). Qui appartient à la poitrine.

Pédicule (s. m.). Moyen d'attache d'une tumeur au corps.

Pelvis (s. m.). Le bassin (terme d'accouchement).

Péricarde (s. m.). Le sac qui enveloppe le cœur.

Péricardite (s. f.). Inflammation du péricarde.

Périnée (s. m.). Partie du corps située juste en avant de l'anus.

Périoste (s. m.). Membrane qui entoure et qui nourrit les os.

Péritoine (s. m.). Membrane qui entoure les intestins et leur permet de glisser entre eux.

Péritonite (s. f.). Inflammation du péritoine.

Péroné (s. m.). Le plus petit des os de la jambe, situé à sa partie externe.

Phagédénique (adj.). Ulcération envahissante.

PHARMACOPÉE (s. f.). Liste des médicaments et de leur mode de préparation.

PHARYNX (s. m.). Commencement de l'œsophage.

PHLÉBITE (s. f.). Inflammation des veines.

PHLÉBOTOMIE (s. f). Le fait de saigner une veine.

PHLEGMON (s. m.). Inflammation circonscrite ou étendue du tissu sous-cutané d'un membre, se terminant souvent par un abcès.

PHOTOPHOBIE (s. f.). Impossibilité de supporter la lumière.

PHTHISIE (s. f.). Consomption pulmonaire.

PHYSIOLOGIE (s. f.). Etude des fonctions d'un être vivant.

PLACENTA (s. m.). Le délivre ou arrière-faix.

PLÉTHORE (s. f.). Plénitude : excès de sang.

PLEURÉSIE (s. f.). Inflammation de la plèvre.

PLEURODYNIE (s. f.). Douleur dans le côté ; *point de côté.*

PLÈVRE (s. f.). Sac qui enveloppe les poumons.

PLEXUS (s. m.). Un réseau.

PNEUMONIE (s. f.). Inflammation du poumon.

POITRINE (s. f.). Moitié supérieure du corps, depuis le cou jusqu'à l'abdomen.

POULS (s. m.). Le battement d'une artère.

POUMONS (s. m.). Organes au moyen desquels le sang est aéré, ils sont au nombre de deux, séparés entre eux par le médiastin et le cœur, et situés dans la cavité du thorax ou *poitrine*.

PROLAPSUS (s. m.). Chute ou glissement.

PRONOSTIC (s. m.). Opinion du médecin sur l'issue d'une maladie.

PSOAS (s. m.). Muscle intérieur du tronc qui vient aboutir à la cuisse.

PULMONAIRE (adj.). Qui a trait au poumon.

PURGATIF (adj. et subst.). Qui fait aller à la selle.

PURPURA (s. m.). Des taches rouges de sang sous la peau.

PURULENT (adj.). Qui contient du pus.

PUS (s. m.). Liquide jaune, crêmeux, qu'on trouve dans les abcès, sur les plaies, etc., vulgairement l'*humeur*.

PUSTULE (s. f.). Collection de pus circonscrite sous l'épiderme.

PYLORE (s. m.). Ouverture de l'estomac dans l'intestin.

PYOHÉMIE (s. f.). Infection purulente; maladie dans laquelle le sang est empoisonné par le pus d'une plaie.

RACHITISME (s. m.). Maladie du système osseux chez l'enfant qui aboutit à des déformations souvent permanentes.

RADIUS (s. m.). Le plus externe des deux os de l'avant-bras et celui auquel la main est spécialement attachée.

RECTUM (s. m.). Partie inférieure du gros intestin.

RÉTINE (s. f.). Expansion du nerf optique située en dedans et en arrière dans le globe oculaire et recevant les impressions lumineuses.

RHUMATISME (s. m.). Affection caractérisée par de la douleur, le gonflement des grosses articulations et une transpiration abondante, ainsi que par une complication cardiaque qui est presque la règle.

SACRUM (s. m.). Gros os qui est au bas de la colonne vertébrale entre les os iliaques. C'est sur les parties molles qui le recouvrent que se font les escharres pendant les maladies aiguës et les maladies de la moelle.

SCAPULO-HUMÉRALE (adj.). Articulation de l'épaule.

SCARLATINE (s. f.). La fièvre pourprée.

SCLÉROTIQUE (s. f.). Le blanc de l'œil.

SCROFULE (s. f.). Affection constitutionnelle, ordinairement héréditaire.

SÉBACÉES (adj.). Qui ressemble à du suif, produit des glandes de la peau.

SÉQUESTRE (s. m.). Un morceau d'os atteint de nécrose.

SÉREUSE (adj.). (Membrane), se dit de la plèvre, du péritoine, etc.

SÉRUM (s. m.). Partie aqueuse du sang.

SONDE (s. f.). Un instrument creux destiné à passer par un canal pour évacuer le liquide qui est retenu derrière.

SOUS-CUTANÉ (adj.). Ce qui est situé sous la peau.

SPASME (s. m.). Contraction temporaire d'un muscle ; exemple, les *crampes*.

SPATULE (s. f.). Couteau à bords mousses destiné à étaler les substances.

SPÉCIFIQUE (adj.) (Poids). La comparaison du poids d'un volume d'un liquide avec le poids d'un même volume d'eau.

SPÉCULUM (s. m.). Instrument pour regarder dans les conduits : l'oreille, le vagin.

SPHACÈLE (s. m.). Mortification ou *gangrène* des parties molles.

SPHINCTER (s. m.). Muscle situé autour d'un orifice et destiné à le maintenir fermé.

SPHYGMOGRAPHE (s. m.). Instrument destiné à écrire le tracé du pouls.

STERNUM (s. m.). L'os vertical situé en avant de la poitrine.

STÉTHOSCOPE (s. m.). Instrument pour écouter le cœur ou les poumons.

STRUMEUX (adj.). Voyez SCROFULEUX.

STYLET (s. m.). Petit instrument destiné à explorer la profondeur ou la direction d'une plaie.

STYPTIQUE (adj.). Qui peut arrêter l'écoulement du sang.

SUDAMINA (s. m.). Eruption vésiculeuse qui suit les transpirations abondantes.

SUTURE (s. f.). Procédé qui consiste à recoudre les tissus.

SUTURES (s. f.). Articulations dentelées des os de la tête.

SYNCOPE (s. f.). Évanouissement.

SYNOVIE (s. f.). Liquide qui humecte l'intérieur des articulations.

TARSE (s. m.). Os qui forment la partie postérieure du pied.

TAXIS (s. m.). Procédé employé par le chirurgien, quand, en pressant sur une hernie, il cherche à faire rentrer dans le ventre la portion de l'intestin qui s'est déplacée.

TÉNACULUM (s. m.). Un petit crochet.

TENDON (s. m.). Continuation fibreuse des muscles. C'est ce qu'on appelle vulgairement, et bien à tort, les nerfs.

TÉNOTOMIE (s. f.). Opération qui consiste à diviser les tendons.

TÉTANOS (s. m.). Maladie caractérisée par des contractions spasmodiques des muscles débutant par ceux de la mâchoire et de la nuque.

THERMOMÈTRE (s. m.). Instrument destiné à mesurer la chaleur ou la température soit du corps, soit de l'air. Dans le premier cas il se place dans l'aisselle, le vagin ou le rectum.

THORAX (s. m.). La poitrine.

THYROÏDE (adj.). (Cartilage). Un de ceux du larynx (saillie de la pomme d'Adam).

THYROÏDE. (Glande). Glande située en avant du cou au dessous du cartilage précédent.

TIBIA (s. m.). Os volumineux de la jambe et le plus interne, facile à sentir sous la peau.

TONIQUE (adj.). (Médicament) qui augmente l'appétit.

TONIQUES (adj.). (Convulsions). Contractions musculaires involontaires de longue durée et amenant la rigidité.

TRACHÉE (s. f.). Le canal aérien qui s'étend du larynx aux bronches.

TRACHÉOTOMIE (s. f.). Opération faite en coupant la trachée au cou, pour donner de l'air quand le larynx est bouché ; par exemple dans le croup.

TRANSFUSION (s. f.). Injection de sang d'une personne bien portante dans les veines d'un malade.

TRISMUS (s. m.). Contraction tétanique des mâchoires.

TROCART (s. m.). Instrument piquant destiné aux ponctions.

TUMEUR (s. f.). Un gonflement.

URÈTHRE (s. m.). Conduit par lequel l'urine sort de la vessie.

URTICAIRE (s. f.). Affection cutanée caractérisée par de petites élevures blanches sur un fond rouge, accompagnée de démangeaisons comparables à celles que provoquent les orties.

UTÉRUS (s. m.). Matrice.

VAGIN (s. m.). Canal qui aboutit à l'utérus.

VAISSEAU (s. m.). Tube qui sert à conduire un liquide (les veines, etc.).

VARICE. Veine dilatée.

VARICELLE (s. f.). Petite vérole volante.

VARIOLE (s. f.). Petite vérole.

VERTÈBRE (s. f.). Les os qui composent la colonne du dos ou colonne vertébrale.

VERTIGE (s. m.). Étourdissement.

VÉSICULE (s. f.). Petite vessie sur l'épiderme et contenant un liquide aqueux.

VISCÈRES (s. m.). Les entrailles.

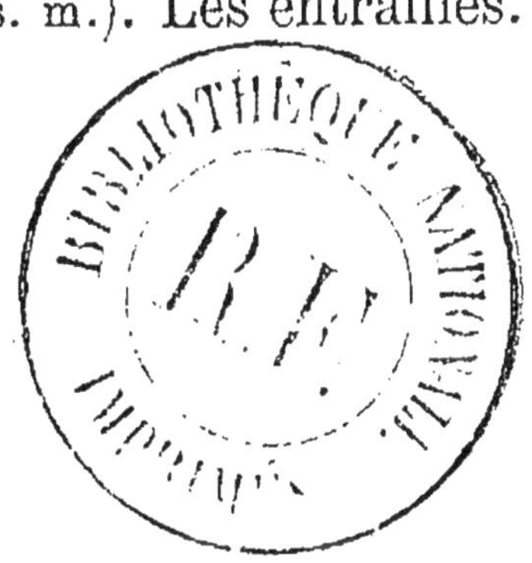

VERSAILLES

CERF ET FILS, IMPRIMEURS

59, RUE DUPLESSIS, 59

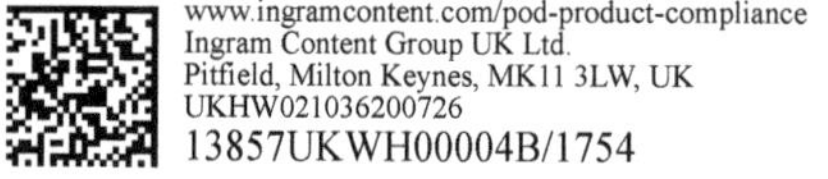
www.ingramcontent.com/pod-product-compliance
Ingram Content Group UK Ltd.
Pitfield, Milton Keynes, MK11 3LW, UK
UKHW021036200726
13857UKWH00004B/1754